Sarika Nikam
Vishal Pawar
Ujwala Pise

SISTEMAS MICROPARTICULADOS DE ADMINISTRAÇÃO DE MEDICAMENTOS

Sarika Nikam
Vishal Pawar
Ujwala Pise

SISTEMAS MICROPARTICULADOS DE ADMINISTRAÇÃO DE MEDICAMENTOS

MICROPARTICULAS

ScienciaScripts

Imprint

Any brand names and product names mentioned in this book are subject to trademark, brand or patent protection and are trademarks or registered trademarks of their respective holders. The use of brand names, product names, common names, trade names, product descriptions etc. even without a particular marking in this work is in no way to be construed to mean that such names may be regarded as unrestricted in respect of trademark and brand protection legislation and could thus be used by anyone.

Cover image: www.ingimage.com

This book is a translation from the original published under ISBN 978-620-7-80562-4.

Publisher:
Sciencia Scripts
is a trademark of
Dodo Books Indian Ocean Ltd. and OmniScriptum S.R.L publishing group

120 High Road, East Finchley, London, N2 9ED, United Kingdom
Str. Armeneasca 28/1, office 1, Chisinau MD-2012, Republic of Moldova, Europe
Printed at: see last page
ISBN: 978-620-7-98408-4

ÍNDICE

INTRODUÇÃO

As dispersões de partículas ou partículas sólidas com um tamanho entre 1 e 1000 m são designadas por micropartículas. O medicamento é dissolvido, aprisionado, fechado ou unido a uma matriz de micropartículas. Dependendo da técnica de preparação, podem ser produzidas micropartículas, microesferas ou microcápsulas. As microesferas são sistemas matriciais em que o fármaco se encontra física e uniformemente distribuído, enquanto as microcápsulas são sistemas em que o fármaco se encontra confinado a uma cavidade e envolvido por uma membrana polimérica especial. A capacidade de as micropartículas poliméricas biodegradáveis circularem durante um período de tempo prolongado para atingir um órgão específico, como transportadoras de ADN na terapia genética e para fornecer proteínas, péptidos e genes, levou à sua utilização como potenciais dispositivos de administração de medicamentos nos últimos anos. Isto é especialmente verdade no caso das partículas revestidas com polímeros hidrofílicos como o poli (etilenoglicol), ou PEG, conhecidas como partículas de longa circulação. Devido à sua eficácia na proteção do medicamento encapsulado contra a degradação (por exemplo, enzimática), as micropartículas facilitam a administração de macromoléculas por diversas vias e o controlo da libertação de fármacos ao longo de períodos de tempo que vão de algumas horas a meses. O tratamento mais eficaz para uma determinada molécula de medicamento pode ser proporcionado por sistemas de administração controlada de medicamentos. Cada medicamento tem uma "concentração mínima eficaz" distinta, abaixo da qual não se observa qualquer ação terapêutica, e uma "concentração mínima tóxica" distinta, acima da qual se manifestam efeitos secundários indesejáveis. O "intervalo terapêutico" ou "janela terapêutica" é a região entre estas duas concentrações. [1]

Devido às suas capacidades estruturais e funcionais, as micropartículas, microesferas e microcápsulas são componentes frequentes de sistemas multiparticulados de administração de medicamentos. Oferecem uma série de benefícios e a sua aplicação é adequada para uma administração de medicamentos conveniente e tolerável através de várias vias. Podem ser incluídos numa variedade de formas de dosagem farmacêutica, incluindo sólidos (cápsulas, comprimidos, saquetas), semi-sólidos (géis, cremes, pastas) e líquidos (soluções, suspensões e mesmo parenterais), dependendo da formulação. Os microtransportadores têm uma vantagem sobre as nanopartículas, na medida em que podem atuar localmente, uma vez que não atravessam o interstício para além da gama de dimensões de 100 nm que a linfa pode transportar. É possível transportar compostos encapsulados potencialmente perigosos e gerir líquidos como sólidos sob a forma de micropartículas secas. Quando se trata de multipartículas, a dose é dividida num número de partículas minúsculas e independentes que transportam e libertam uma parte da dose, pelo que a falha de uma subunidade não resulta na falha de toda a dose. [2]

TIPOS DE MICROPARTÍCULAS].

As micropartículas são de dois tipos;

A) Microcápsulas

As microcápsulas são constituídas por um material central inteiramente envolvido por um polímero ou uma película. O revestimento exterior da microcápsula é constituído por um tipo de polímero contínuo, poroso e, ocasionalmente, não poroso. Com base na sua morfologia, as microcápsulas podem ser divididas em três grupos, incluindo

1)   Microcápsulas monocoradas: Têm apenas uma câmara oca no seu interior. 2) Microcápsulas policromadas: O invólucro das microcápsulas policromadas tem várias câmaras de diferentes tamanhos.

3) Microcápsulas de tipo matriz: O componente ativo é integrado na matriz do material do invólucro nas microcápsulas de tipo matriz.

B) Microesferas

Os sistemas baseados em matrizes são as microesferas. O fármaco é adicionado a microesferas no interior de uma matriz polimérica de velocidade controlada.

Classificação das micropartículas

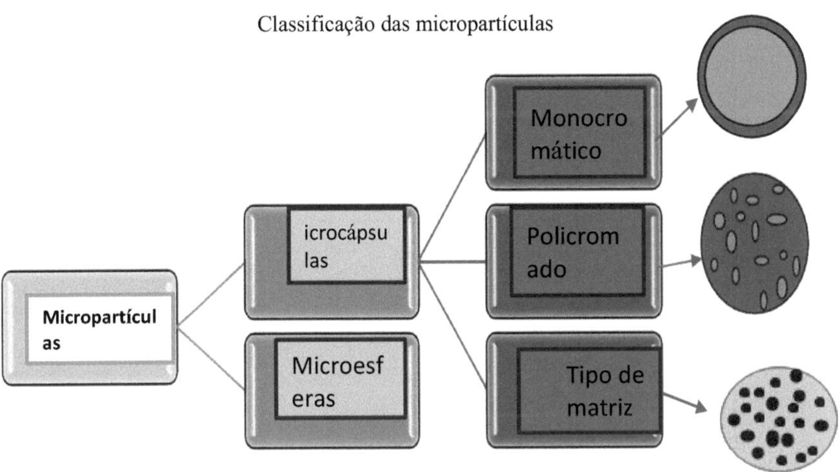

VANTAGENS E DESVANTAGENS DO SISTEMA MICROPARTICULADO DE ADMINISTRAÇÃO DE MEDICAMENTOS

Vantagem	Desvantagem
1) Proporciona proteção ao fármaco encapsulado contra a degradação, como a enzimática degradação.	1) Os custos dos materiais e do processamento da preparação de libertação controlada são mais elevados do que formulações padrão.
2) É fácil de administrar.	2) O destino da matriz polimérica e o seu efeito sobre o ambiente.
3) Esta técnica ajuda a disfarçar o sabor.	3) O destino dos aditivos poliméricos, tais como plastificantes, estabilizadores, antioxidantes e cargas.
4) Contribuem para o aumento do rendimento relativo biodisponibilidade dos medicamentos.	4) Menor reprodutibilidade
5) Esta técnica é flexível na orientação da administração do fármaco para sítios específicos.	5) Algumas condições como a mudança de temperatura, O pH e a adição de solvente podem influenciar a estabilidade do medicamento.
6) As micropartículas permitem reduzir a toxicidade de vários medicamentos.	6) Devido ao seu pequeno tamanho e grande área de superfície, ocorre a agregação de partículas, o que dificulta o manuseamento físico das micro partículas difíceis nas formas líquida e seca
7) As micropartículas são também utilizadas para produzir fármacos amorfos (desejáveis físico propriedades).	7) Estes problemas têm de ser ultrapassados antes de as micropartículas poderem ser utilizadas clinicamente.
) Esta técnica proporciona uma formulação de libertação sustentada e uma dose mais baixa do medicamento, o que também ajuda a manter o plasma concentração e melhora a adesão dos doentes.	

APLICAÇÃO DE MICROPARTÍCULAS

1. Produtos farmacêuticos e biotecnológicos, cosméticos, meios auxiliares de diagnóstico, dispositivos de filtragem biológica, produtos veterinários e zootécnicos, alimentos e aditivos alimentares, aromas, fragrâncias, detergentes, tintas, produtos químicos agrícolas, adesivos, produtos químicos industriais, produtos domésticos, embalagens, têxteis, materiais fotográficos e de artes gráficas são aplicações para microcápsulas.

2. Para proporcionar uma libertação sustentada e controlada, melhorando a estabilidade do fármaco, reduzindo a vaporização de óleos voláteis, protegendo fármacos sensíveis à humidade/luz/oxidação, mascarando o sabor e o odor desagradáveis, convertendo líquidos em pós e separando substâncias incompatíveis num único sistema.

3. A microencapsulação é também utilizada no fabrico de medicamentos anti-inflamatórios. Os medicamentos encapsulados nesta categoria incluem o diclofenac sódico, o ácido flufenâmico, a glafenina, a hidrocortisona, o ibuprofeno, a indometacina, o naproxeno, a oxifenbutasona e a prednisona.

4. Os anti-hipertensivos microencapsulados incluem isossorbida-5-mononitrato (IS-5-MN), sulfato de di-hidralazina, piretanida e propranolol HCl, captopril, nicardipina e dipiridamol. As microcápsulas de IS-5-MN foram optimizadas e preparadas para manter a ação e superar a tolerância desenvolvida em preparações anteriores.

5. As vitaminas A, B1, B2, B6, B12, C e D foram encapsuladas para formar microcápsulas de paredes lisas e espessas que impediram principalmente a agregação de microcápsulas e mostraram uma baixa taxa de dissolução. [3]

A) MICROCÁPSULA

As microcápsulas são pequenas partículas esféricas em que um material central é rodeado ou revestido por um invólucro fino. Encontram aplicações em várias indústrias, incluindo a farmacêutica, a alimentar, a cosmética e a têxtil. A classificação das microcápsulas baseia-se em diferentes critérios, tais como o método de formação, a natureza dos materiais do núcleo e do invólucro e a utilização prevista. [4]

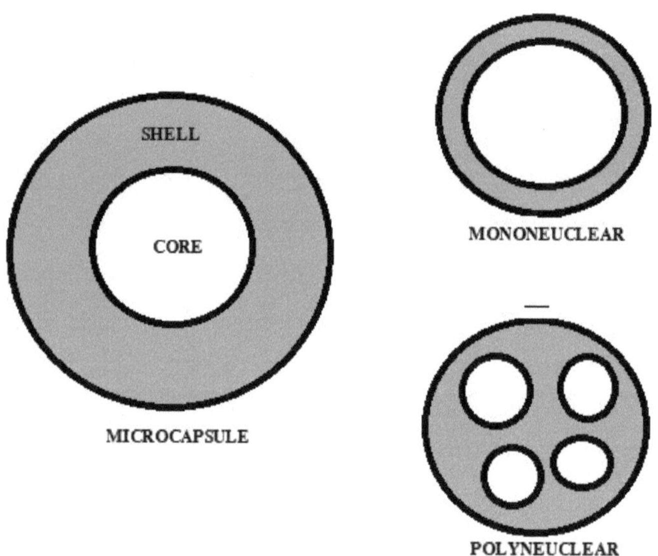

Morfologia das microcápsulas

Classificação das microcápsulas [5]

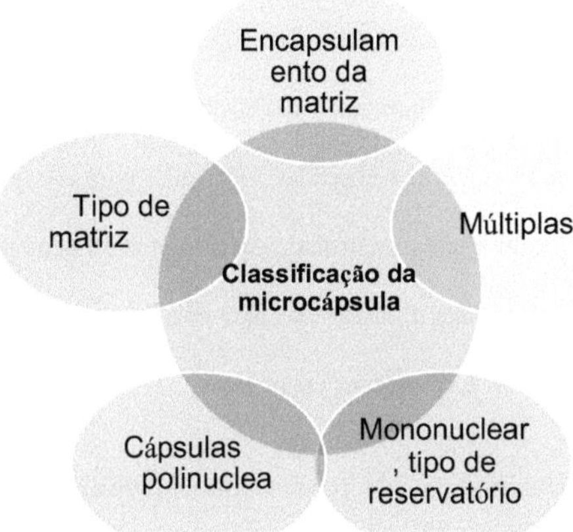

1. Com base no método de formação:

• Método de coacervação: Microcápsulas formadas pela separação de fases de um polímero de uma solução, levando ao encapsulamento do material do núcleo.

• Secagem por pulverização: O material do núcleo é atomizado e seco como gotículas, resultando na formação de microcápsulas.

2. Baseado no material de base:

• Microcápsulas de núcleo líquido: O material do núcleo está na forma líquida.

• Microcápsulas de núcleo sólido: O material do núcleo está na forma sólida.

3. Baseado no material da casca:
• Microcápsulas à base de polímeros: Microcápsulas com um invólucro de polímero, normalmente feitas de materiais como gelatina, alginato ou celulose.

• Microcápsulas de base lipídica: Microcápsulas com um invólucro de base lipídica, frequentemente composto por gorduras ou ceras.

9

4. Com base na utilização prevista:

• Microcápsulas farmacêuticas: Utilizadas para a libertação controlada de fármacos, protegendo-os da degradação e melhorando a sua estabilidade.

• Microcápsulas para alimentos e bebidas: Utilizadas para encapsulamento de sabores, fortificação de nutrientes e libertação controlada em produtos alimentares.

• Microcápsulas cosméticas: Empregadas para encapsular fragrâncias, vitaminas ou outros ingredientes activos em formulações cosméticas.

1. Microcápsulas têxteis: Aplicadas para incorporar propriedades como fragrâncias, agentes antimicrobianos ou materiais de mudança de fase em têxteis.

2. Mononucleares, tipo reservatório: encapsulados mononucleares e cápsulas núcleo/casca, em que uma única casca é disposta em torno do núcleo.

3. Cápsulas polinucleares: incluem vários núcleos que são circundados por um invólucro.

4. Encapsulamento de matriz: O material do invólucro tem uma distribuição uniforme do núcleo em toda a sua extensão. Atualmente, as indústrias alimentar e farmacêutica são as que mais utilizam este tipo de encapsulamento.

5. Múltiplas paredes: uma microcápsula composta por vários revestimentos.

6. Tipo de matriz revestida: uma combinação de tipo mononuclear e de matriz. [6-8]

Vantagens das microcápsulas [9]

1. Libertação controlada: Permite a libertação controlada e sustentada de materiais essenciais ao longo do tempo.

2. Proteção do material de base: Proporciona uma barreira protetora, preservando a estabilidade e a bioatividade de substâncias sensíveis.

3. Efeitos secundários reduzidos: Minimiza os efeitos secundários através da administração de medicamentos diretamente no local alvo.

4.   Solubilidade melhorada: Aumenta a solubilidade de fármacos pouco solúveis, melhorando a sua biodisponibilidade.

Desvantagens da microcápsula [9]

1.   Fabrico complexo: O processo de preparação pode ser complexo e pode exigir equipamento especializado.

2.   Problemas de distribuição de tamanho: Desafios na obtenção de uma distribuição uniforme do tamanho das partículas.

3.   Potencial libertação em caso de explosão: Algumas formulações podem apresentar libertação explosiva, levando a uma libertação inicial rápida do material do núcleo.

4.   Desafios de estabilidade: As microcápsulas podem enfrentar desafios em termos de estabilidade a longo prazo e potencial degradação ao longo do tempo.

Mecanismo de libertação de fármacos da microcápsula [10- 13]

O mecanismo de libertação de fármacos das microcápsulas é um aspeto crucial nas formulações farmacêuticas, em especial nos sistemas de libertação controlada de fármacos. Vários factores influenciam a libertação de fármacos

de microcápsulas, e estes mecanismos podem ser classificados em diferentes categorias.

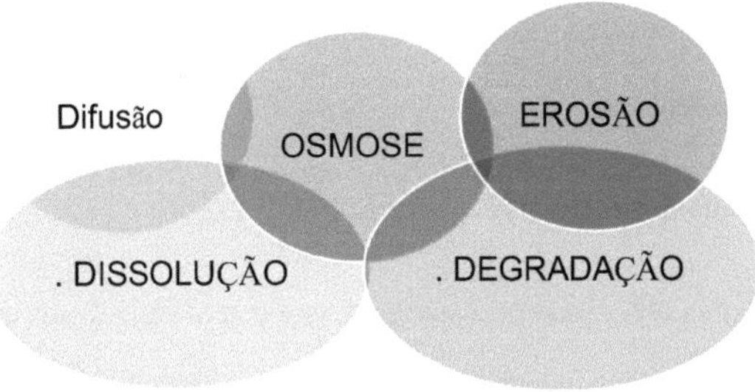

1.   Libertação controlada por difusão: Na libertação controlada por difusão, as moléculas de fármaco movem-se através da matriz polimérica ou do invólucro poroso por simples difusão. À medida que o polímero se degrada ou incha, permite que o fármaco se difunda para

fora da microcápsula.

2.   Libertação controlada por erosão: A libertação controlada por erosão envolve a degradação gradual ou a erosão da matriz polimérica, conduzindo à libertação do fármaco. À medida que o polímero sofre erosão, expõe mais do material do núcleo ao ambiente circundante.

3.   Libertação controlada por inchaço: A libertação controlada por inchaço envolve a absorção de água pelo polímero, levando ao seu inchaço e subsequente libertação do fármaco. O grau de dilatação determina a taxa de libertação do fármaco.

4.   Libertação quimicamente controlada: Na libertação quimicamente controlada, a matriz polimérica sofre reacções químicas, como a hidrólise, que conduzem à libertação do fármaco. A libertação do fármaco é frequentemente desencadeada por condições ambientais específicas.

5.   Libertação dependente do pH: A libertação dependente do pH envolve alterações no pH que afectam a solubilidade ou a estabilidade do polímero, levando à libertação do fármaco. Adequado para a libertação de fármacos em ambientes de pH específicos.

6.   Libertação com controlo de temperatura: A libertação controlada pela temperatura envolve alterações na temperatura que desencadeiam alterações na estrutura do polímero e subsequente libertação do fármaco. Adequado para aplicações em que as variações de temperatura podem ser controladas.

As vantagens da microencapsulação [12]

1.   Estabilidade melhorada: A microencapsulação aumenta a estabilidade de substâncias sensíveis, protegendo-as da degradação devida a factores ambientais.

2.   Libertação controlada de activos: A microencapsulação permite um controlo preciso da taxa de libertação dos ingredientes activos, facilitando a sua libertação sustentada e controlada.

3.   Mascaramento do sabor e do odor: A microencapsulação ajuda a mascarar os sabores ou odores desagradáveis associados a certos ingredientes, melhorando a palatabilidade.

4.   Aumento da biodisponibilidade: A microencapsulação pode aumentar a biodisponibilidade de fármacos pouco solúveis, melhorando a sua solubilidade e taxa de dissolução.

5.   Entrega direcionada: A microencapsulação permite o fornecimento direcionado de ingredientes activos a locais específicos do corpo, melhorando a eficácia terapêutica.

Desvantagens da microencapsulação [12]

1.   Processos de fabrico complexos: O fabrico de produtos microencapsulados pode ser complexo e pode exigir equipamento e conhecimentos especializados.

2.   Variação potencial de tamanho: Conseguir uma distribuição uniforme do tamanho das microcápsulas pode ser um desafio, levando a variações de lote para lote.

3.   Considerações sobre os custos: A produção de produtos microencapsulados pode envolver custos mais elevados em comparação com as formulações tradicionais.

4.   Potencial libertação em caso de explosão: Alguns métodos de microencapsulação podem levar a uma libertação explosiva, libertando inicialmente uma quantidade significativa do material encapsulado.

5.   Prazo de validade limitado: Os produtos microencapsulados podem ter um prazo de validade limitado, especialmente se o material de encapsulamento for suscetível de degradação.

Caracterização da microencapsulação [14, 16]

A caraterização da microencapsulação envolve uma avaliação exaustiva de vários parâmetros para garantir a qualidade e o desempenho das microcápsulas. Os principais aspectos incluem a distribuição do tamanho, a morfologia, a eficiência da encapsulação, a cinética de libertação do fármaco e a estabilidade.

1. Distribuição de tamanhos:

Importância: O tamanho influencia diretamente a libertação e a biodisponibilidade do fármaco.

Métodos: Difração laser, dispersão dinâmica da luz (DLS), microscopia eletrónica de varrimento (SEM).

2. Morfologia:

Importância: As caraterísticas morfológicas têm impacto na estabilidade e na cinética de libertação. Métodos: SEM, microscopia eletrónica de transmissão (TEM).

3. Eficiência de encapsulamento:

Importância: Reflecte a percentagem do ingrediente ativo encapsulado com sucesso. Métodos: Cromatografia líquida de alta eficiência (HPLC), espetroscopia UV-Vis.

4. Cinética de libertação de fármacos:

Importância: Descreve a taxa e o mecanismo de libertação do fármaco.

Métodos: Estudos de libertação in vitro, modelação matemática (por exemplo, ordem zero, primeira ordem, Higuchi, Korsmeyer-Peppas).

5. Avaliação da estabilidade:

Importância: Avalia o prazo de validade e a integridade física das microcápsulas.
Métodos: Testes de estabilidade acelerada, análise térmica (por exemplo, DSC, TGA).

6. Potencial Zeta:

Importância: Reflecte a carga da superfície, influenciando a estabilidade e a agregação.

Métodos: Medições do potencial zeta.

7. Propriedades reológicas:

Importância: Impacta a processabilidade durante a microencapsulação. Métodos: Análise reológica.

B)   MICROSFERAS

As microesferas, também conhecidas como microesferas ou micropartículas, são pequenas partículas esféricas que variam tipicamente em tamanho de 1 a 1000 micrómetros. Estas partículas podem ser compostas por vários materiais, incluindo polímeros, vidro, cerâmica, metais ou substâncias naturais. As microesferas encontram aplicações em diversos domínios,

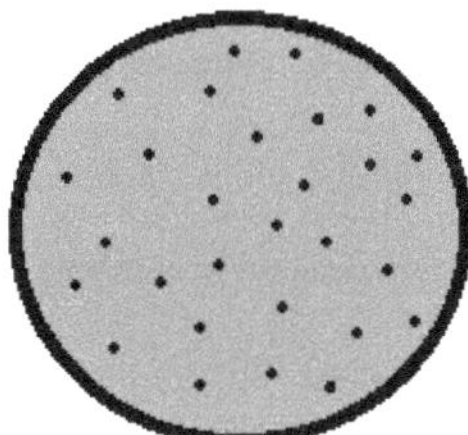

incluindo a medicina, a cosmética, a administração de medicamentos, o diagnóstico e a ciência dos materiais.

Vantagens das microesferas:

1.   Libertação de medicamentos: As microesferas são utilizadas em produtos farmacêuticos para a libertação controlada de medicamentos, permitindo a administração sustentada e direcionada de medicamentos.

2.   Cosméticos: Nos cosméticos, as microesferas melhoram a textura do produto e proporcionam uma sensação de suavidade, melhorando a aplicação de cremes e loções.

3.   Ciência dos Materiais: As microesferas são utilizadas na engenharia de materiais pelas suas propriedades de leveza e isolamento, melhorando o desempenho de compósitos e revestimentos.

4.   Diagnóstico por imagem: As microesferas são utilizadas na imagiologia médica para aumentar o contraste em técnicas como a ultrassonografia e a ressonância magnética.

5.   Biotecnologia: Na biotecnologia, as microesferas desempenham um papel importante nos ensaios de diagnóstico e como transportadores de biomoléculas.

Desvantagens das microesferas:

1.   Impacto ambiental: As microesferas presentes em determinados produtos, tais como agentes esfoliantes em artigos de higiene pessoal, podem suscitar preocupações ambientais quando entram nos sistemas hídricos, conduzindo a potenciais danos ecológicos.

2.   Biocompatibilidade: A escolha de materiais para microesferas em aplicações médicas deve ter em conta a biocompatibilidade, uma vez que alguns materiais podem desencadear respostas imunitárias ou reacções adversas no organismo.

3.   Desafios de uniformidade: Conseguir um tamanho e forma consistentes na produção de microesferas pode ser um desafio, afectando o seu desempenho em várias aplicações.

4.   Custo: A produção de microesferas, especialmente aquelas com caraterísticas específicas, pode ser dispendiosa, afectando o custo global dos produtos em que são utilizadas.

5.   Capacidade limitada de carga útil: As microesferas utilizadas para a administração de fármacos têm limitações quanto à quantidade de fármaco que podem transportar, exigindo potencialmente administrações frequentes para determinados medicamentos.

APLICAÇÃO DE SISTEMAS MICROPARTICULADOS DE ADMINISTRAÇÃO DE MEDICAMENTOS [17,18]

Os novos medicamentos biológicos, como as proteínas e os ácidos nucleicos, necessitam de estratégias inovadoras de administração de medicamentos que reduzam os efeitos adversos e melhorem a adesão dos doentes. Para os novos produtos farmacêuticos, o mercado também precisa de mecanismos inovadores e eficazes de administração de medicamentos. Estima-se que o sector da administração de medicamentos tenha representado cerca de 40% de todas as receitas do sector farmacêutico em 2007. Ao mesmo tempo, as futuras expirações de patentes estão a levar as empresas farmacêuticas a explorar novas formulações de produtos. Isto é possível graças às novas tecnologias de administração de medicamentos. Os medicamentos antigos estão a ser reformulados de forma a eliminar os efeitos negativos e a promover a adesão dos doentes. Os candidatos a medicamentos que foram reformulados com sistemas inovadores de administração de medicamentos não precisam de ser submetidos a estudos rigorosos, o que permite poupar dinheiro nos custos dos cuidados de saúde. Os sistemas inovadores de administração de medicamentos podem também permitir a utilização de medicamentos ou produtos biológicos que anteriormente não eram viáveis devido à toxicidade ou à rápida eliminação.

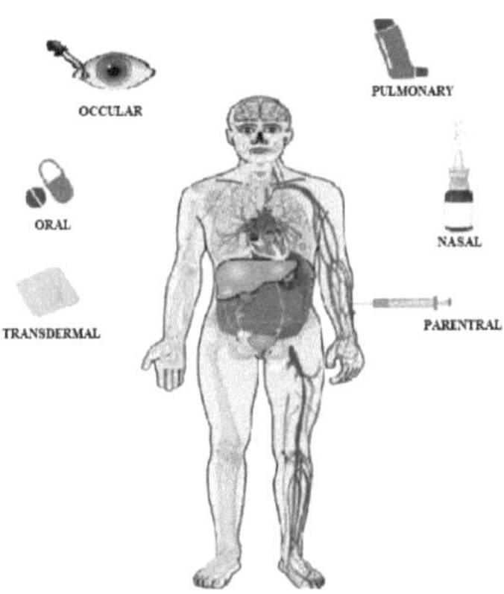

Aplicação de micropartículas através de diferentes vias de administração de medicamentos Observou-se que as partículas de dimensão inferior a 100 nm são os transportadores mais eficazes para a administração no sistema pulmonar. Foi demonstrada uma melhor absorção gastrointestinal e penetração transcutânea quando a dimensão das partículas se situa entre 50 nm e 100 nm. O desprendimento adicional permitirá que o medicamento encapsulado seja libertado à medida que o transportador do fármaco penetra mais profundamente no pulmão. Outra vantagem dos métodos de administração de fármacos por nanopartículas é que as moléculas de fármacos podem ser administradas diretamente nas células. Além disso, o ADN e o ARN podem ser embalados num sistema de entrega à escala nanométrica e introduzidos na célula para corrigir mutações genéticas ou alterar a expressão genética.

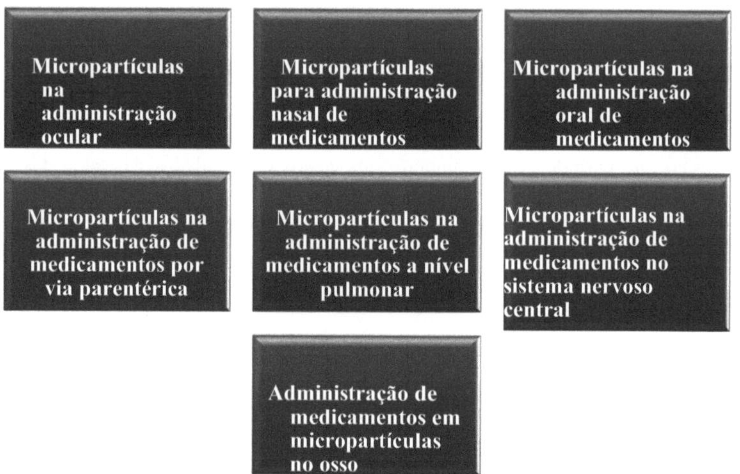

Aplicação de micropartículas através de diferentes vias de administração de medicamentos 1

Sistemas de administração ocular [18,19]

O olho humano tem uma estrutura anatómica e fisiológica complexa, o que faz dele um órgão único com funções biologicamente autónomas. A sua estrutura diversificada dificulta o desenvolvimento da administração de medicamentos. O problema fundamental da abordagem tradicional de administração de medicamentos oculares com gotas para os olhos é a sua rápida e ampla remoção do olho, resultando numa perda significativa do medicamento. Nos colírios, apenas uma pequena quantidade de um medicamento penetra na camada córnea e atinge os tecidos internos do olho. A administração de medicamentos oculares é amplamente classificada em dois tipos: os que envolvem a parte anterior e a parte posterior. As técnicas tradicionais de administração de medicamentos, como gotas oculares, suspensões e pomadas, não podem ser utilizadas para o tratamento eficaz de doenças oculares que ameaçam a visão. Aproximadamente 90% das formulações oftálmicas no mercado estão disponíveis sob a forma de gotas para os olhos, sendo os locais de ação as doenças da porção anterior do olho. Os métodos tradicionais de administração de medicamentos não permitem que os fármacos cheguem à parte posterior do olho. Quando os colírios e as pomadas são infundidos no fundo de saco, são rapidamente varridos da região ocular devido ao fluxo de lágrimas e à drenagem nasal lacrimal. Uma vez que a maior parte do medicamento é drenada e apenas uma pequena percentagem atinge o local de ação, é necessária uma dosagem regular para proporcionar um efeito terapêutico. O segmento posterior do olho inclui a retina, o humor vítreo e a coroide; as doenças que surgem nestas regiões podem ser tratadas utilizando sistemas de administração de medicamentos intravenosos e intravítreos, implantes ou administrando medicamentos através do canal periocular, o que requer uma elevada concentração do medicamento.

A porção posterior do olho é tipicamente uma escolha de interesse para a localização de medicamentos empregando novas formas de administração ocular de medicamentos. A razão de ser desta revisão e a novidade deste estudo são os novos desenvolvimentos em formulações farmacêuticas oftálmicas, tais como a formulação de géis in situ, nanopartículas, lipossomas, nanosuspensão, microemulsão, inserções oculares, etc., e o seu progresso para ultrapassar os problemas associados às formas de dosagem convencionais existentes, bem como para melhorar a biodisponibilidade e a libertação sustentada do fármaco no local-alvo.

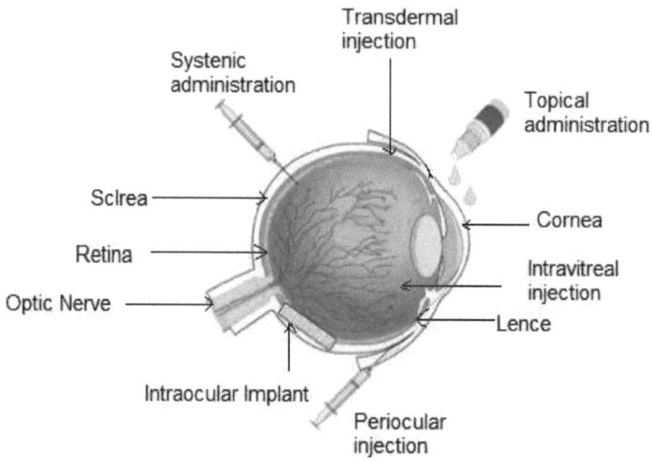

Figura 4: Micropartículas em sistemas de administração ocular

Diferentes barreiras à administração ocular de medicamentos: Existem as seguintes barreiras à administração ocular de medicamentos.

1) Barreiras entre o fluido lacrimal e o olho: O epitélio da córnea presente no olho pode impedir a absorção do fármaco a partir do fluido lacrimal. As ligações apertadas criadas pelas células epiteliais oculares impedem a penetração paracelular do fármaco. Os medicamentos lipofílicos têm uma permeabilidade corneana mais elevada do que os medicamentos hidrofílicos. Por outras palavras, a conjuntiva tem um epitélio permeável em relação à córnea e uma área de superfície que é vinte vezes maior do que a córnea, permitindo uma rápida absorção sistémica.

2) Barreiras hemato-oculares: A corrente sanguínea contém barreiras hemato-oculares, que protegem o olho dos xenobióticos. Está dividida em duas partes: a barreira hemato-aquosa e a barreira hemato-retiniana. A barreira hemato-ocular anterior é constituída por células endoteliais na úvea, que é a camada intermédia do olho por baixo da esclerótica, da íris, do corpo ciliar e da coroide. Esta barreira impede a passagem de substâncias hidrofílicas

A barreira posterior, que se situa entre o olho e a corrente plasmática, é constituída pelo epitélio pigmentar da retina (EPR) e pelos capilares da retina, resultando numa junção de parede estanque. A barreira posterior, que se situa entre o olho e a corrente plasmática, é constituída pelo epitélio pigmentar da retina (EPR) e pelos capilares da retina, resultando numa junção de paredes estanques. Devido ao grande fluxo sanguíneo e às paredes permeáveis da vasculatura coroidal, os medicamentos têm fácil acesso ao espaço extravascular coroidal, mas a sua distribuição na retina é limitada devido à presença do EPR e do endotélio retiniano.

Vantagens dos sistemas oculares de administração de medicamentos

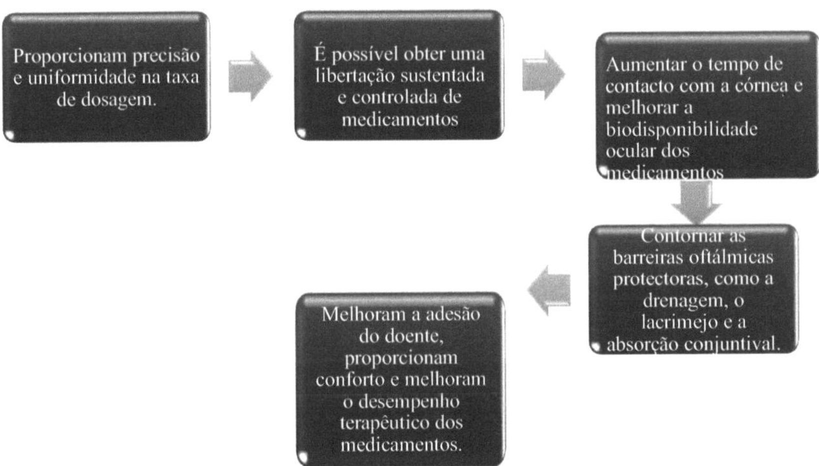

Desvantagens dos sistemas oftálmicos de administração de medicamentos

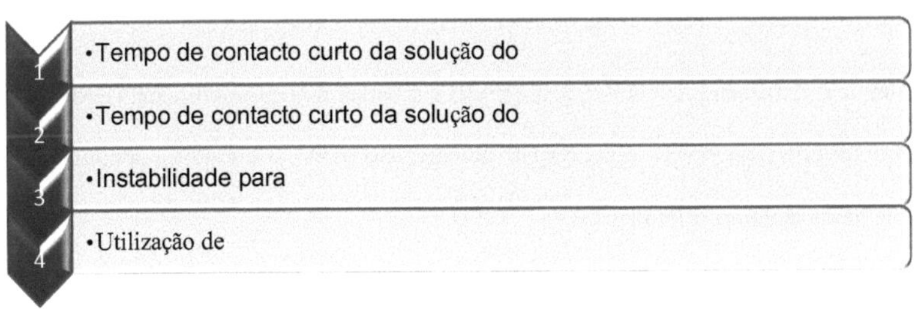

Vias possíveis para a administração ocular de medicamentos

1) Via intravítrea: O medicamento é administrado através de injecções no humor vítreo do olho por esta via. Esta via de administração é utilizada para tratar uma variedade de problemas oculares; o tratamento por esta via ocular.

2) Via intracameral: Os locais de ação de um medicamento neste método de administração são as câmaras anterior ou posterior do olho. É comprovada pela injeção de uma substância anestésica na câmara anterior do olho, o que é habitualmente feito durante uma cirurgia.

3) Via perilocular: Neste modo de administração, o medicamento é administrado à volta do olho. A injeção de esteróides oculares periloculares, que envolve a administração de esteróides à volta do olho para tratar a inflamação ou o inchaço intraocular, pode explicá-la.

4) Via supracoroidal: Neste método de administração, o alvo é a região supra-coroideia do olho. O espaço supracoroidal refere-se ao espaço entre a esclera e a coroide.

5) Via subconjuntival: O medicamento é administrado na membrana mucosa, que inclui o espaço aberto do globo ocular e a superfície interna das pálpebras, através desta via.

6) Via tópica: Em comparação com as pomadas, os géis e as emulsões, que são utilizados para tratar doenças do segmento anterior do olho, os colírios são os melhores exemplos de formas de dosagem oftálmica utilizadas para a administração tópica de medicamentos no olho. Devido à comodidade de administração e ao custo mais baixo, é a forma mais conveniente de administração de medicamentos no olho.

7) Via sistémica: A barreira hemato-aquosa (BAB) e a barreira hemato-retiniana (BRB) para as porções anterior e posterior do olho, respetivamente, são barreiras comuns à administração sistémica de medicamentos oftálmicos.

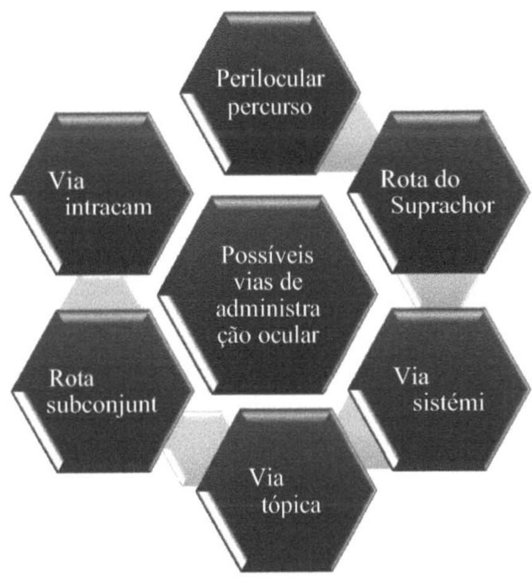

Vias possíveis para a administração ocular de medicamentos (20)

2) Aplicação de micropartículas como sistemas de administração nasal de medicamentos (21)

Desde a antiguidade que os medicamentos são administrados por via nasal para fins terapêuticos e recreativos. A superfície relativamente ampla da cavidade nasal e o fluxo sanguíneo relativamente forte, que favorece uma absorção rápida, são outras qualidades atractivas. A auto-medicação é também simples e prática.

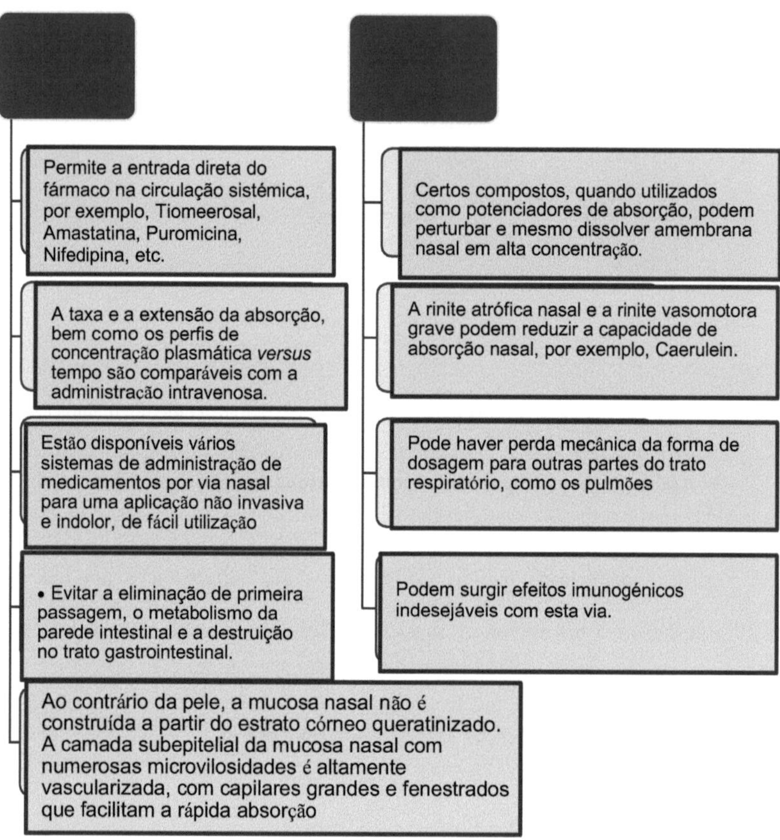

Mecanismo de absorção do fármaco

As partículas grandes ou carregadas podem ter mais dificuldade em atravessar o muco, que é o primeiro passo na absorção de um medicamento na cavidade nasal. No entanto, esta camada é facilmente penetrada por partículas pequenas e inalteradas. as formas pelas quais as substâncias são absorvidas através da mucosa nasal. Estas incluem a trans-citose através de transportadores vesiculares e a transferência paracelular por movimento célula-a-célula.

difusão transcelular ou direta através da membrana.

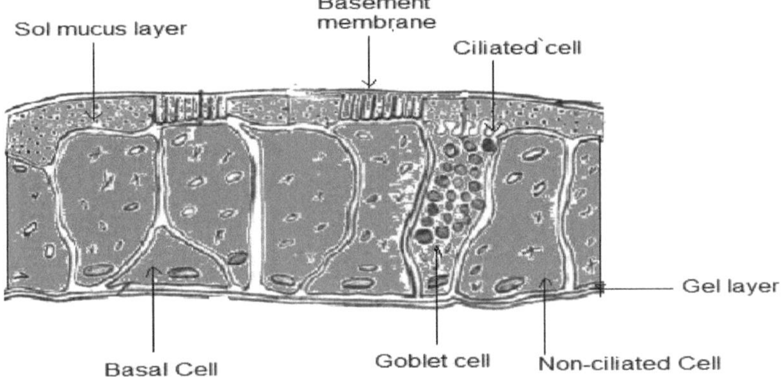

Estrutura celular nasal

1. O primeiro processo utiliza a via paracelular, vulgarmente conhecida como a via aquosa de transporte. Esta via é passiva e lenta. A absorção intranasal e o peso molecular das substâncias solúveis em água têm uma relação logarítmica inversa. Os fármacos com um peso molecular superior a 1000 Daltons demonstraram ter uma biodisponibilidade reduzida.

2. O segundo mecanismo, conhecido como processo transcelular, é responsável pelo transporte transcelular de medicamentos que são lipofílicos e apresentam uma dependência da taxa da sua lipofilicidade. Além disso, os fármacos podem passar através de junções estreitas ou utilizar o transporte mediado por transportador para atravessar ativamente as membranas celulares. Para ajudar na administração de fármacos, um biopolímero natural chamado quitosano pode ser utilizado para abrir ligações estreitas entre as células epiteliais. (22)

O método intranasal é utilizado para administrar medicamentos à base de proteínas e péptidos. As formulações de dosagem típicas são rapidamente eliminadas pela mucosa nasal. Os géis bioadesivos podem ajudar na retenção de insulina e calcitonina, de acordo com alguns estudos.

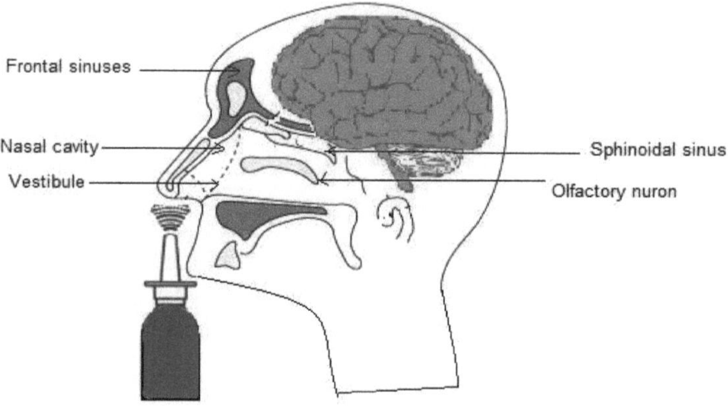

Administração Nasal de Medicamentos

As microesferas bioadesivas são utilizadas em vez das formulações de gel de dosagem. Em comparação com a forma de dosagem em gel, as microesferas bioadesivas permitem um controlo mais exato das suas propriedades de superfície e do padrão de libertação. A natureza lipofílica das microesferas para administração intranasal de medicamentos permite alguma absorção de água, o que faz com que as esferas se expandam e formem um gel. Em vários modelos animais, a composição das microesferas utilizadas para a administração de medicamentos por via nasal aumentou a biodisponibilidade de proteínas e péptidos, bem como de amido, albumina, ácido hialurónico, dextrano e proteínas. Os medicamentos de baixo peso molecular também são utilizados na criação de microesferas. Estas microesferas interagem fisicamente com a mucosa nasal, provocando a abertura das junções estreitas das células epiteliais. As microesferas de dextrano e amido foram utilizadas como uma dose eficiente para a administração de medicamentos nasais.

3) Aplicação de micropartículas na administração oral de medicamentos

Devido à melhor adesão do doente e à simplicidade de administração, a administração oral é um dos métodos preferidos de administração de medicamentos.

As formulações de administração de medicamentos têm um prazo de validade mais longo. Devido aos seus muitos benefícios bem conhecidos, a via oral é o método recomendado para a administração de medicamentos. Os comprimidos de matriz monolítica, as bombas osmóticas, as micropartículas e nanopartículas biodegradáveis contendo fármacos encapsulados, as microcápsulas e outros métodos são exemplos de sistemas de administração oral de medicamentos. Estes sistemas de administração oral são escolhidos para a clínica com base no seu objetivo, na biocompatibilidade, no custo e no período de tempo necessário para atingir níveis de absorção terapeuticamente adequados.

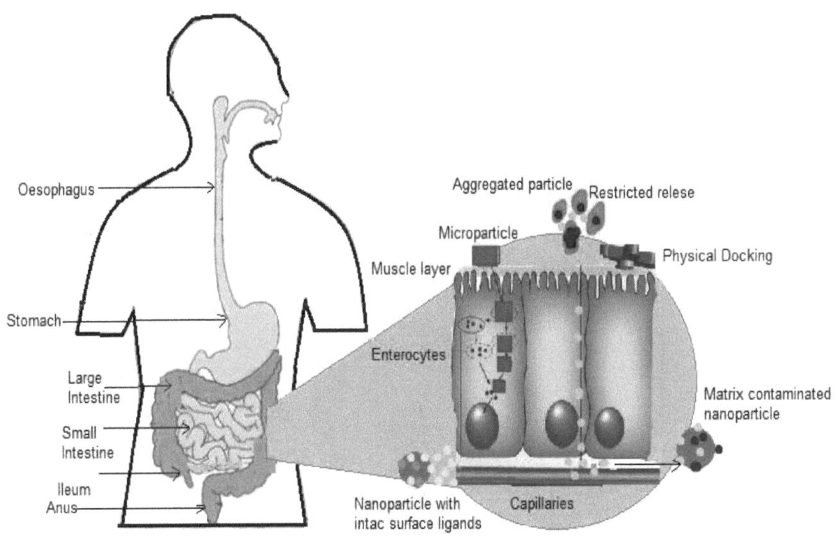

Micropartículas na administração oral de medicamentos (20-24)

Ao micronizar os medicamentos, a sua absorção oral e, por conseguinte, a sua biodisponibilidade podem ser dramaticamente aumentadas. A melhoria da biodisponibilidade oral pode ser atribuída à adesividade das micropartículas, ao aumento da área de superfície (resultante de uma redução de 10 a 50 vezes no tamanho das partículas) e ao aumento da solubilidade de saturação, que, em conjunto, aumentam o gradiente de concentração entre o sangue e o lúmen do trato gastrointestinal e aceleram a dissolução. A melhoria da biodisponibilidade é acompanhada por uma diminuição da dosagem, o que torna a terapêutica mais acessível e elimina qualquer descarga desnecessária de fármacos no organismo. As micropartículas também são úteis para conseguir um início de ação rápido para medicamentos com valores *t max* elevados que são completamente absorvidos, mas lentamente. O estudo efectuado com o medicamento anti-inflamatório não esteroide naproxeno serve para ilustrar este facto. O tempo necessário para atingir *a Cmax* foi reduzido em cerca de 50% para as micropartículas em comparação com a suspensão e o comprimido, de acordo com um estudo que comparou os perfis farmacocinéticos do naproxeno sob a forma de micropartículas, suspensão (Naprosyn) e comprimido (Anaprox). Além disso, durante a primeira hora da investigação, as micropartículas de naproxeno aumentaram a AUC em 2,5-4,5 vezes. As micropartículas não só aumentam a absorção oral, como também proporcionam os seguintes benefícios:

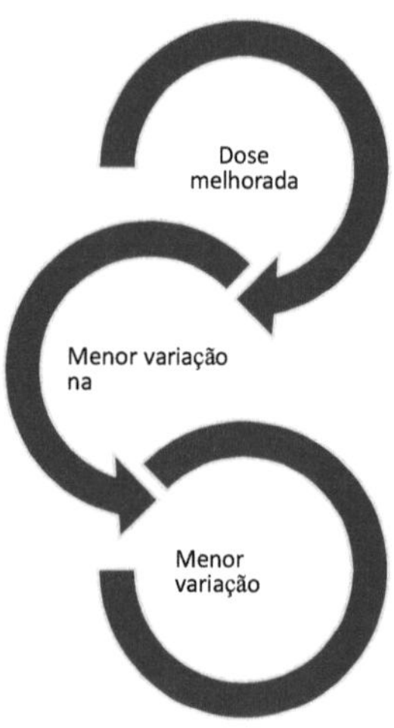

A medicina eficaz requer a administração a longo prazo de um grande número de candidatos terapêuticos com solubilidade limitada em água. No entanto, devido à possibilidade de dumping de dose e de uma eficácia in vivo inferior, muitos deles não podem ser sintetizados em formas de dosagem de libertação sustentada.

4) Aplicação de micropartículas na administração de medicamentos por via parentérica

A administração parentérica é um procedimento invasivo. A administração de medicamentos por via parentérica é crucial e frequentemente acompanhada de problemas como o pequeno número de excipientes aceitáveis, limitações nas quantidades de excipientes autorizadas para uso parentérico, requisitos rigorosos do processo de produção asséptica, preocupações de segurança, incumprimento por parte do doente e problemas biológicos como reacções alérgicas e tromboflebite. Apesar de todas estas desvantagens, a via parentérica continua a ter valor devido às suas vantagens únicas, incluindo uma ação rápida em caso de emergência, uma necessidade de dose mais baixa e a capacidade de direcionar rapidamente o fármaco para o local de ação pretendido, particularmente no caso de infecções graves.

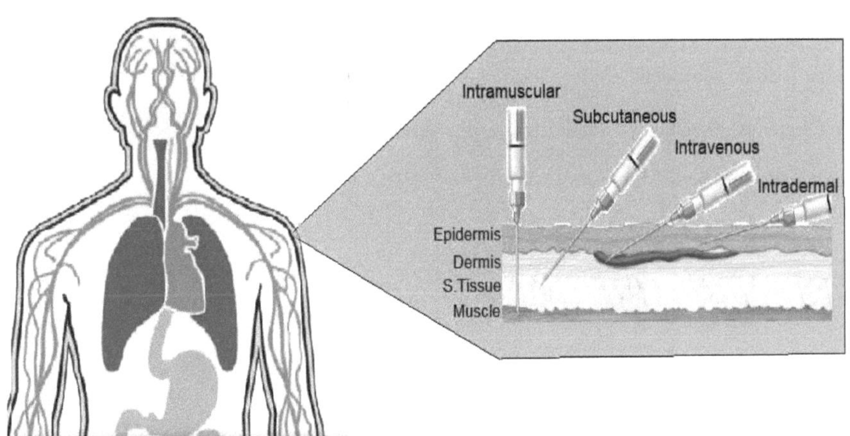

Quando um medicamento é absorvido através do sistema gastrointestinal e sofre um metabolismo considerável na primeira passagem, a via parentérica é frequentemente utilizada como alternativa. Para administração parentérica,

o medicamento deve ser solubilizado ou ter partículas/glóbulos de tamanho inferior a 5 mm para evitar o bloqueio capilar. Os métodos mais modernos de distribuição parentérica utilizam lipossomas, para além da produção de sais, soluções micelares, complexação com ciclodextrinas, solubilização com co-solventes e soluções micelares. No entanto, a solubilização e a aceitabilidade parentérica destes métodos são limitadas, o que impõe restrições à sua aplicação. Neste aspeto, os lipossomas são muito mais agradáveis e flexíveis em termos de distribuição parentérica. No entanto, apresentam frequentemente problemas como a imprevisibilidade física, custos de produção elevados e desafios de aumento de escala.

5) Aplicação de micropartículas na administração de medicamentos a nível pulmonar (20-24)

A principal função dos pulmões é manter o equilíbrio do pH sistémico e permitir a troca de ar entre o sangue e o ambiente. A transferência eficaz de massa é possível graças à vasta área de superfície do lúmen pulmonar e dos capilares (cerca de 100 m^2) e à sua fina barreira. Por conseguinte, é aceitável a administração de medicamentos tanto a nível local como sistémico através dos pulmões.

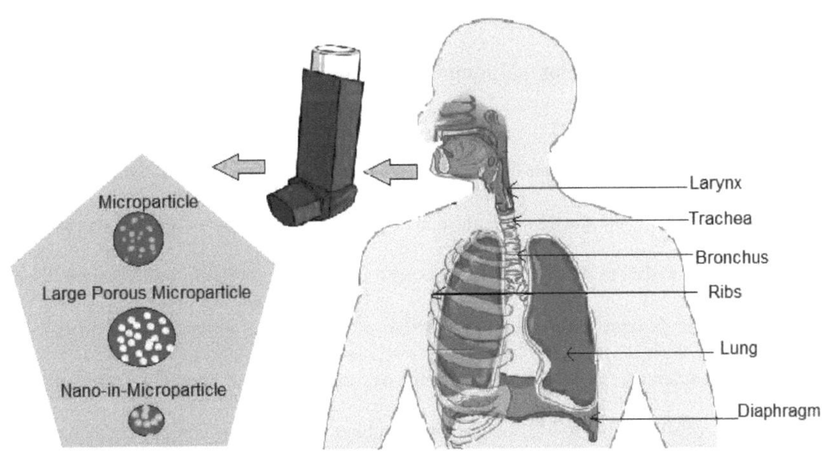

Micropartículas na administração de medicamentos a nível pulmonar (23)

Em resultado dos fortes mecanismos de depuração pulmonar e da rápida absorção sistémica, os fármacos inalados apresentam uma baixa biodisponibilidade nos pulmões. A baixa biodisponibilidade do fármaco nos pulmões representa o principal obstáculo à formulação de fármacos inalados com elevada eficácia terapêutica e libertação sustentada do fármaco. Uma vez que a biodisponibilidade do fármaco no local visado (pulmão) é considerada o fator-chave para uma terapia óptima, pois determina se um fármaco provoca um tratamento completo ou um tratamento parcial com elevada toxicidade, foram desenvolvidas várias abordagens para ultrapassar a rápida absorção do fármaco e prolongar a sua meia-vida. Entre as diferentes abordagens, os sistemas de administração de fármacos por micropartículas, que se baseiam na utilização de transportadores que encapsulam o fármaco inalado, parecem ser mais vantajosos para a administração pulmonar do que outras abordagens. As vantagens da administração de fármacos por micropartículas incluem (1) proteger o fármaco da degradação enzimática, (2) evitar a depuração pulmonar, (3) retardar a absorção do fármaco,

(4) entregar o fármaco no local visado nos pulmões, (5) proporcionar uma libertação controlada do fármaco, (6) reduzir a frequência da dose, (7) maximizar a eficácia terapêutica e

(8) minimizar os efeitos secundários adversos.

Aplicação de micropartículas na administração de medicamentos no sistema nervoso central (23-26)

O cérebro é um delicado sistema de órgãos neuronais que requer um fornecimento constante de nutrientes, gases e combustíveis para manter a homeostase e outros processos essenciais. No entanto, a vasculatura do sistema nervoso central funciona como um impedimento físico e impõe uma série de desafios. Impede que o SNC receba agentes terapêuticos e dificulta que muitos medicamentos, incluindo neuropeptídeos, antibióticos e terapias antineoplásicas, cheguem aos capilares endoteliais do cérebro. Embora tenham sido criadas várias técnicas e estratégias de administração de medicamentos para o tratamento de doenças relacionadas com o SNC, a maioria delas demonstrou ser intrusiva e carecer de especificidade do alvo. Mais notavelmente, todas as técnicas convencionais de administração de medicamentos baseiam-se em fracassos e sucessos. Estas são utilizadas exclusivamente para administrar um pequeno número de fármacos cuidadosamente selecionados

medicamentos com interações estrutura-atividade ou fármaco-recetor adequadas e ligações estrutura-transporte intactas

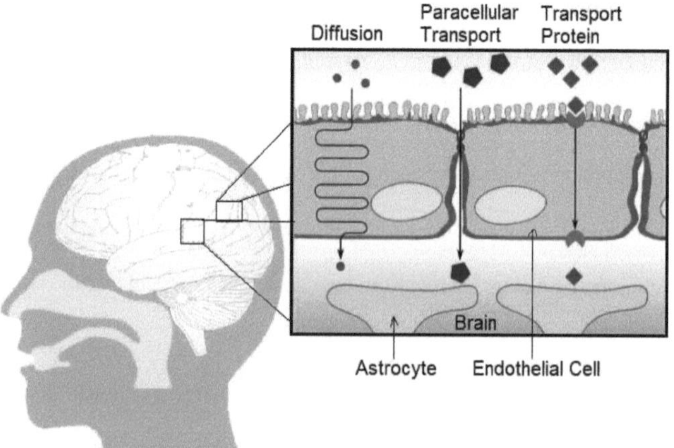

Micropartículas na administração de medicamentos no sistema nervoso central (27)

Os primeiros sistemas de partículas utilizados para a administração direta de medicamentos no cérebro foram as microesferas. As microesferas de polímero foram fabricadas a partir de uma variedade de materiais para efeitos de administração local, incluindo PLGA, poli (malonato de metilideno) (PMM), poli (épsilon-caprolactona) e quitosano.

Aplicação de micropartículas para administração de medicamentos no osso

O osso é um tipo muito específico de tecido conjuntivo que serve como local de locomoção para a fixação muscular, bem como um sistema de suporte interno. É também a principal fonte de iões inorgânicos do organismo e contribui ativamente para o equilíbrio do cálcio e do fósforo. Numerosos novos

Nos últimos anos, têm sido desenvolvidos alvos terapêuticos para melhorar o tratamento das doenças ósseas, uma vez que as caraterísticas e qualidades estruturais do osso constituem uma oportunidade única para direcionar os medicamentos para a engenharia do tecido ósseo. A hidroxiapatite, um mineral que constitui uma grande parte do osso, apresenta certas afinidades com moléculas específicas. Muitas moléculas diferentes e estruturalmente únicas foram descritas como tendo uma atração pelo osso. Uma das variáveis mais importantes que promovem ou encorajam o crescimento dos tecidos é a presença de factores de crescimento. Os exemplos incluem o recrutamento de células para o local de cicatrização, a mitogénese, a diferenciação na linhagem osteogénica e a produção de ossos. Uma estratégia crucial de regeneração óssea consiste em fornecer factores de crescimento a áreas específicas para incentivar a produção óssea.

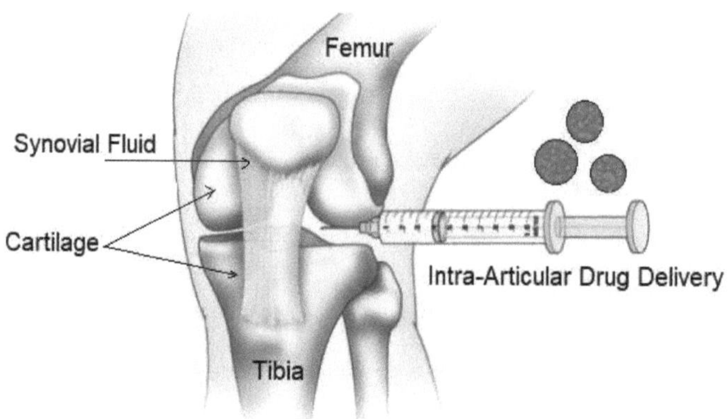

Micropartículas para administração de medicamentos ao osso (28)

Uma das perspectivas mais investigadas e atractivas para a administração de medicamentos contra a dor nas articulações doentes é o sistema de administração de medicamentos por microesferas. Este sistema de administração oferece certas vantagens em relação aos métodos convencionais de tratamento da dor e da inflamação das articulações e também ultrapassa algumas das suas limitações. As microesferas permitem um contacto íntimo e prolongado com o

Os fármacos são utilizados para proteger o organismo do ambiente de degradação e das enzimas no interior do corpo, reduzir a frequência de ingestão do fármaco, reduzir os efeitos secundários, melhorar a biodisponibilidade, reduzir as flutuações nas concentrações plasmáticas do fármaco e promover a libertação controlada do medicamento. Protegem o fármaco do ambiente de degradação e das enzimas no interior do organismo, reduzem a frequência de ingestão do fármaco, reduzem os efeitos secundários, melhoram a biodisponibilidade, reduzem as flutuações nas concentrações plasmáticas do fármaco e promovem a libertação controlada do medicamento.

TÉCNICAS DE PREPARAÇÃO DE MICROPARTÍCULAS (29-31)

Na preparação de microesferas de libertação controlada, a escolha do método ideal tem a maior importância para o aprisionamento eficaz da substância ativa. O método de preparação pode ser amplamente dividido em 2 categorias: Métodos químicos e métodos físicos

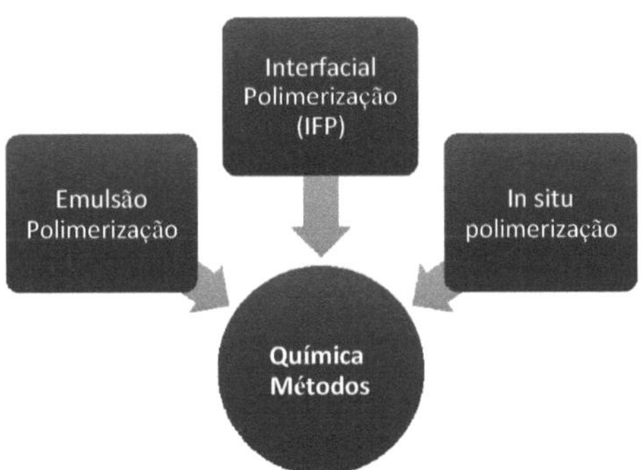

Este método utiliza monómeros pré-polímeros como materiais de partida. Estes métodos envolvem reacções químicas juntamente com a formação de microesferas. Estes métodos incluem a polimerização em suspensão, a polimerização em emulsão, a dispersão e os métodos interfaciais. Entre eles, o método de polimerização em emulsão é amplamente utilizado na administração de medicamentos.

Polimerização em emulsão

De acordo com esta técnica, o monómero (acrilatos de alquilo) é adicionado gota a gota ao meio de polimerização aquoso armazenado que contém o material a ser capsulado (material do núcleo) e um

emulsionante. A polimerização começa e as moléculas de polímero inicialmente produzidas precipitam no meio aq. para formar núcleos primários. À medida que a polimerização prossegue, estes núcleos crescem gradualmente e simultaneamente envolvem o material do núcleo para formar as microcápsulas finais.

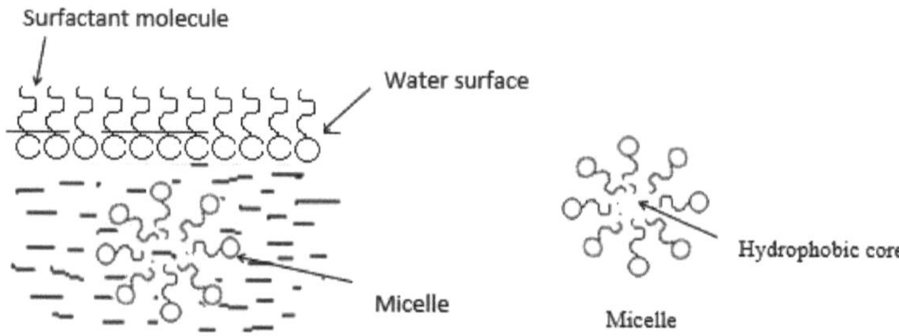

Polimerização Interfacial (IFP)

Nesta técnica, o invólucro da cápsula é formado na superfície da gotícula ou partícula através da polimerização dos monómeros reactivos. As substâncias utilizadas são monómeros multifuncionais. Os monómeros geralmente utilizados incluem isocianatos multifuncionais e cloretos ácidos multifuncionais. Estes serão utilizados individualmente ou em combinação. O monómero multifuncional é dissolvido no material líquido do núcleo e é disperso numa fase aquosa que contém um agente dispersante. Uma amina multifuncional co-reagente será adicionada à mistura. Isto resulta numa polimerização rápida na interface e ocorre a formação do invólucro da cápsula. Forma-se um invólucro de poliúria quando o isocianato reage com a amina, e um invólucro de poli-nylon ou poliamida quando o cloreto de ácido reage com a amina. Quando o isocianato reage com um monómero que contém hidroxilo, forma-se um invólucro de poliuretano.

Polimerização in situ

Tal como o IFP, a formação do invólucro da cápsula ocorre devido aos monómeros de polimerização adicionados ao reator de encapsulamento. Neste processo, nenhum agente reativo se encontra exclusivamente na fase contínua e no lado da fase contínua da interface formada pelo material disperso do núcleo e pela fase contínua. Inicialmente, forma-se um pré-polímero de baixo peso molecular que, à medida que o tempo passa, aumenta de tamanho e deposita-se na superfície do material do núcleo disperso, gerando uma cápsula sólida.

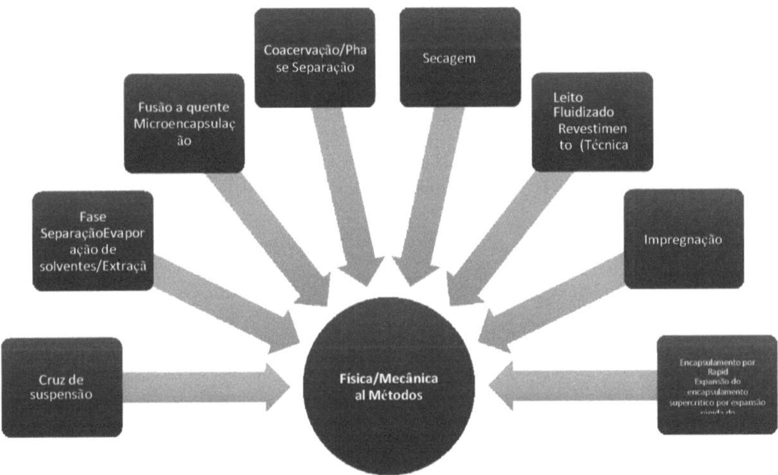

Suspensão Cross Linking

Isto envolve a dispersão de uma solução aq. do polímero que contém o material do núcleo num solvente orgânico imiscível (meio de suspensão/dispersão), sob a forma de pequenas gotículas. O meio de suspensão contém um estabilizador adequado para manter a individualidade das gotículas/microcápsulas.

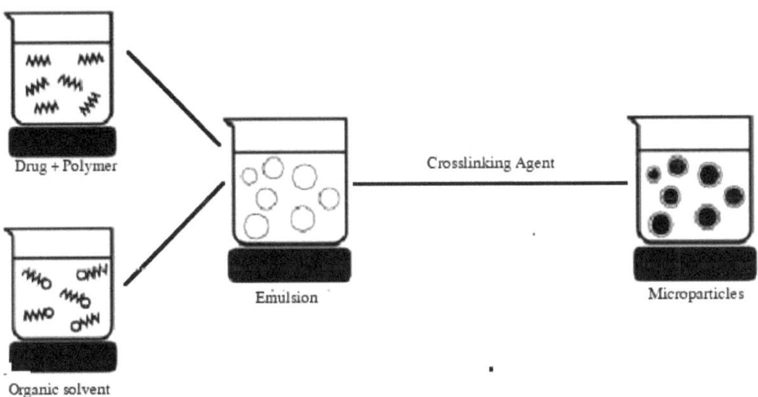

Evaporação de solventes/Extração de solventes

É a técnica mais comummente utilizada para preparar microesferas/microcápsulas. A microencapsulação por evaporação de solvente é concetualmente um procedimento simples de óleo em água (O/W). Envolve, em primeiro lugar, a emulsificação de uma solução de polímero contendo o fármaco, que é dissolvido ou suspenso numa fase líquida imiscível contendo um tensioativo para formar uma dispersão do fármaco. Gotícula de polímero-solvente. Em segundo lugar, o solvente é removido da gota dispersa por aplicação de calor, vácuo ou permitindo a evaporação à temperatura ambiente para deixar uma suspensão de microesferas poliméricas contendo o fármaco que pode ser separada por centrifugação. Finalmente, a microesfera é lavada e seca, formando uma microesfera de fluxo livre.

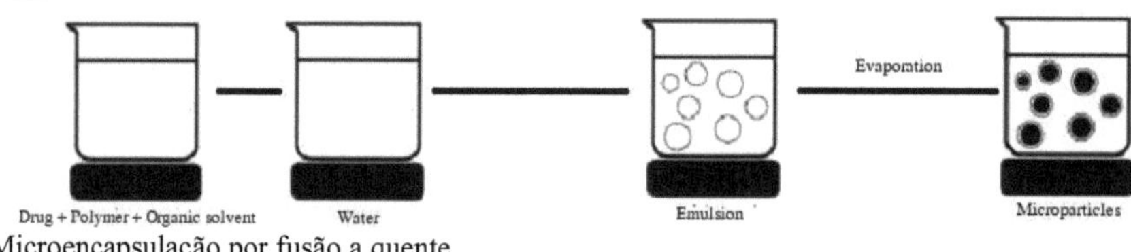

Microencapsulação por fusão a quente

O polímero é primeiro fundido e depois misturado com partículas sólidas de fármacos ou fármacos líquidos. Esta mistura é suspensa num solvente imiscível e aquecida acima do ponto de fusão do polímero sob agitação contínua. A emulsão é então arrefecida abaixo do ponto de fusão até as gotículas solidificarem

Coacervação/Separação de fases

As três etapas básicas da coacervação complexa são

(i)   formação de três fases imiscíveis

(ii)   deposição do revestimento

(iii)   rigidificação do revestimento

Secagem por pulverização

A secagem por pulverização é uma abordagem popular para a criação de microesferas porque permite o fabrico eficiente e escalável de partículas esféricas com tamanho e morfologia controlados. Uma alimentação líquida contendo o precursor ou componente ativo apropriado é atomizada em gotículas finas neste procedimento, que são subsequentemente expostas a um fluxo de gás aquecido dentro de uma câmara de secagem. O solvente evapora-se à medida que as gotículas atravessam a câmara, resultando na produção de microesferas sólidas. Os parâmetros-chave, como a composição da alimentação, as condições de atomização e os parâmetros de secagem, podem ser controlados com precisão para permitir o controlo exato das caraterísticas das microesferas, como o tamanho, a forma e a morfologia da superfície. Esta abordagem adaptável tem aplicações numa variedade de indústrias, incluindo a farmacêutica, alimentar e de investigação de materiais, permitindo a construção personalizada de microesferas para administração de medicamentos.

Revestimento de leito fluidizado (técnica de suspensão a ar)
O revestimento em leito fluidizado é um método popular para a criação de microesferas, particularmente para conferir alterações de superfície controladas e funcionais às partículas. É criado um leito dinâmico e uniforme através da suspensão e fluidização de microesferas dentro de uma câmara por um fluxo ascendente de ar ou gás. Uma substância de revestimento, normalmente sob a forma de um líquido ou pó, é colocada no leito fluidizado e as microesferas são revestidas e secas em ciclos subsequentes. Esta abordagem permite um controlo preciso da espessura e da composição do revestimento, possibilitando a incorporação de caraterísticas como agentes de libertação prolongada ou camadas protectoras. A técnica de revestimento em leito fluidizado é versátil, oferecendo uma forma escalável e eficaz de melhorar o desempenho e as propriedades das microesferas para utilização numa variedade de aplicações.

Impregnação

A impregnação é um processo comum utilizado no fabrico de microesferas, especialmente para as carregar com produtos químicos activos ou componentes funcionais. As microesferas são imersas numa solução ou dispersão que contém o ingrediente desejado ao longo desta operação, permitindo que o material penetre na natureza porosa das microesferas. Fármacos, catalisadores e outros componentes funcionais podem estar presentes na solução de impregnação. Após a fase de impregnação, as microesferas são normalmente secas ou curadas para eliminar o solvente e endurecer a substância carregada na matriz da microesfera. Este processo oferece um método simples e versátil para modificar as caraterísticas das microesferas, tais como a capacidade de carga do fármaco ou a atividade catalítica, tornando a impregnação uma técnica valiosa nos produtos farmacêuticos, na ciência dos materiais e noutros sectores em que a libertação controlada ou a libertação orientada

AVALIAÇÃO DE UM SISTEMA MICROPARTICULADO DE ADMINISTRAÇÃO DE MEDICAMENTOS

São utilizadas várias metodologias para examinar os aspectos físicos, químicos e biológicos das micropartículas. Entre as técnicas mais prevalentes estão:

Análise do tamanho das partículas:

1 DLS (Dynamic Light Scattering): Esta técnica determina o tamanho hidrodinâmico das partículas numa solução.

2 Difração laser: Determina a distribuição do tamanho das partículas com base no ângulo e na intensidade da luz dispersa.

Descrição morfológica:

1 SEM (Microscopia Eletrónica de Varrimento): Produz imagens de alta resolução para avaliar a morfologia da superfície e a forma das partículas.

2 Microscopia eletrónica de transmissão (TEM): Fornece vistas precisas das estruturas interiores, bem como detalhes mais finos das partículas.

Analisar a composição química:

1 Espectroscopia de infravermelhos com transformada de Fourier (FTIR): Determina a presença de grupos funcionais e ligações químicas em micropartículas.

2 Espectroscopia de fotoelectrões de raios X (XPS): Determina a composição elementar e o estado químico da superfície.

Investigação sobre carregamento e libertação de fármacos:

1 HPLC (Cromatografia Líquida de Alto Desempenho): Determina a quantidade de medicamento que é colocada ou descarregada das micropartículas.

2 Espectroscopia UV-Visível: Determina as concentrações de medicamentos através da

medição da absorvância.

Potencial Zeta e Carga de Superfície:

1 Dispersão de luz electroforética (ELS): Esta técnica determina o potencial zeta, que fornece informações sobre a estabilidade das partículas e a carga da superfície.

2 Microscopia de força atómica (AFM): Mede as qualidades mecânicas, incluindo a rigidez e a elasticidade à nanoescala.

Análise biológica:

1 Ensaios de Viabilidade Celular: Determinar a citotoxicidade e a biocompatibilidade das micropartículas.

2 Estudos de libertação in vitro: Simular circunstâncias fisiológicas para avaliar a libertação sustentada de medicamentos.

Caracterização da Reologia:

1 Reometria: A medição do fluxo e da deformação de dispersões de micropartículas, que fornece informações sobre as suas propriedades reológicas.

2 Densidade aparente e fluxo de pó: Reometria: Determina as caraterísticas de fluxo de micropartículas em pó.

3 Calorimetria Exploratória Diferencial (DSC): Determina as propriedades térmicas das micropartículas, tais como os pontos de fusão e a cristalinidade.

TRANSPORTADORES UTILIZADOS NA PREPARAÇÃO DE SISTEMAS MICROPARTICULADOS DE ADMINISTRAÇÃO DE MEDICAMENTOS (32-36)

Os transportadores, que desempenham um papel importante no encapsulamento, preservação e transporte de substâncias químicas activas, são frequentemente utilizados no fabrico de micropartículas. São utilizados vários tipos de transportadores e a sua escolha é determinada pelas propriedades necessárias das micropartículas, bem como pela aplicação individual. Os polímeros biodegradáveis, tais como o poli(ácido lático-co-glicólico) (PLGA) e o poli(ácido lático) (PLA), são habitualmente utilizados como transportadores para o fabrico de micropartículas. Como se degradam com o tempo, estes polímeros permitem a libertação regulada e sustentada de compostos encapsulados, o que os torna adequados para aplicações de administração de medicamentos. Além disso, a sua biocompatibilidade e diversidade de formulações tornam-nos atraentes para o encapsulamento de uma variedade de medicamentos.

Outro tipo de transportador que é frequentemente utilizado no fabrico de micropartículas é o transportador à base de lípidos. Os lipossomas são bicamadas de fosfolípidos que podem encapsular moléculas hidrofílicas e lipofílicas. Têm uma elevada biocompatibilidade e podem melhorar a solubilidade de medicamentos que são fracamente solúveis em água. Outros transportadores de base lipídica que permitem a libertação regulada e a estabilidade dos fármacos encapsulados são as nanopartículas lipídicas sólidas (SLN) e os transportadores lipídicos nanoestruturados (NLC). O transportador escolhido é determinado pelas necessidades específicas da aplicação, tais como o tipo de substância química encapsulada, o perfil de libertação pretendido e o local de entrega pretendido. Os transportadores, em geral, desempenham um papel importante na modificação das propriedades das micropartículas para um desempenho ótimo numa variedade de sectores, incluindo os produtos farmacêuticos, a agricultura e a investigação de materiais.

Polímeros utilizados na síntese de micropartículas Classificação:

Os polímeros são classificados em:

A) Polímeros naturais: ex. Gomas (ex. Acácia, Guar, etc.), Quitosano, Gelatina, Alginato de Sódio, Albumina

B) Polímeros sintéticos:

a) Não biodegradáveis: Celulósicos, poli (metacrilato de 2-hidroxi etilo), poli (N-vinil pirrolidona), poli (metacrilato de metilo), poli (álcool vinílico), poli (ácido acrílico), poliacrilamida, poli (acetato de etileno-co-vinilo), poli (etilenoglicol), poli (ácido metacrílico).

b) Biodegradáveis: Polilactidos (PLA), Poliglicolidos (PGA), Poli(lactido-co-glicolidos) (PLGA), Polianidridos, Polioésteres, Policianoacrilatos, Policaprolactona

Como material de sutura absorvível, foram utilizados pela primeira vez os polilactídeos e os poliglicolídeos. A principal vantagem destes polímeros degradáveis é o facto de se degradarem em moléculas biologicamente aceitáveis que podem ser digeridas e eliminadas do corpo através de vias metabólicas normais. No entanto, os materiais biodegradáveis criam subprodutos de degradação que devem ser tolerados no ambiente biológico com poucos ou nenhuns efeitos negativos.

Caraterísticas dos polímeros: Um polímero utilizado em formulações de administração controlada de medicamentos deve ser..:

- Quimicamente inerte
- Não tóxico
- Isento de impurezas lixiviáveis

- Uma estrutura física adequada
- Com um envelhecimento indesejável mínimo
- Facilmente processável

REFERÊNCIAS

1.   Rita Y. P. da Silva, Danielle L. B. de Menezes, Veronica da S. Oliveira, Attilio Converti, Adley A. N. de Lima1, Micropartículas no Desenvolvimento e Melhoria de Formulações Farmacêuticas: Uma Análise de Estudos In Vitro e In Vivo, Int J Mol Sci. 2023; 24(6): 5441.

2.   Milena Lengyel, Nikolett Kallai-Szabo, Vince Antal, Andras Jozsef Laki, Istvan Antal, Micropartículas, Microesferas e Microcápsulas para Entrega Avançada de Medicamentos, Sci. Pharm. 2019, 87(3)

3.   N.V. Satheesh Madhav, Shivani Kala, Revisão sobre o sistema de administração de medicamentos em micropartículas, International Journal of PharmTech Research; 3, 1242-1254

4.   De Menezes, Valeria G, Microencapsulation of Food Ingredients. Em "Encapsulation Technologies and Delivery Systems for Food Ingredients and Nutraceuticals".

5.   Singh M.N., Hemant K.S.Y., Ram M., Shivakumar H.G., Microencapsulation: Uma técnica promissora para a administração controlada de medicamentos, Res Pharm Sci. 2010 Jul-Dez; 5(2): 65-77.

6.   Bansode S. S, Banarjee S. K., Gaikwad D. D., Jadhav S. L., Thorat R. M., Microencapsulation: A Review, International Journal of Pharmaceutical Sciences Review and Research, 1(2); 38-43

7.   Klosowska, A.; Wawrzynczak, A.; Feliczak-Guzik, A. Microencapsulation as a Route for Obtaining Encapsulated Flavors and Fragrances. Cosméticos 2023, 10, 26

8.   Mali Snehal D., Khochage Swapna R., Nitalikar Manoj M., Magdum Chandrakant S. Microencapsulation: A Review. Research J. Pharm. and Tech. 6(9): setembro de 2013; Página 954-961.

9.   Singh MN, Hemant KS, Ram M, Shivakumar HG. Microencapsulação: Uma técnica promissora para a administração controlada de medicamentos. Res Pharm Sci. 2010 Jul;5(2):65-77

10.   Kader A, Jalil R. Factores de formulação que afectam a libertação do fármaco de comprimidos de microcápsulas de poli(ácido lático) (PLA). Drug Dev Ind Pharm. 1999 Feb;25(2):141-51

11.   Almadanti SA, Makmur I, Asra R, Umar S, Microencapsulation to Maintain the Activity and Stability of Drug Substances: A Review, AsianJournal of Pharmaceutical Research and Development. 2020; 8(6):73-76

12.   Santos MG, Bozza FT, Thomazini M, Favaro-Trindade CS.Microencapsulação de xilitol por dupla emulsão seguida de coacervação complexa. Food Chem. 2015;171:32-39

13.   Rafiee MH, Abdul Rasool BK. Uma visão geral do sistema de administração de fármacos microparticulados e das suas vastas aplicações terapêuticas na diabetes. Adv Pharm Bull. 2022 Ago;12(4):730-746.

14.   Song R, Murphy M, Li C, Ting K, Soo C, Zheng Z. Desenvolvimento atual de materiais poliméricos biodegradáveis para aplicações biomédicas. Drug Des Devel Ther. 2018;12:3117-45.

15.   Sarfraz RM, Ahmad M, Mahmood A, Minhas MU, Yaqoob A. Desenvolvimento e avaliação de micropartículas à base de rosuvastatina cálcica para aumentar a solubilidade: um estudo in vitro. Adv Polym Technol. 2017;36(4):433-41

16.   Mehta N, Kumar P, Verma AK, Umaraw P, Kumar Y, Malav OP, Sazili AQ, Domínguez R, Lorenzo JM. Microencapsulation as a Noble Technique for the Application of Bioactive Compounds in the Food Industry: A Comprehensive Review. Applied Sciences. 2022; 12(3):1424.

17.   Yusuf A, Almotairy ARZ, Henidi H, Alshehri OY, Aldughaim MS. Nanopartículas como sistemas de administração de medicamentos: A Review of the Implication of Nanoparticles' Physicochemical Properties on Responses in Biological Systems (Uma revisão da implicação das propriedades físico-químicas das nanopartículas nas respostas dos sistemas biológicos). Polymers. 2023; 15(7):1596

18.   Rizvi SAA, Saleh AM. Aplicações de sistemas de nanopartículas na tecnologia de entrega de medicamentos. Saudi Pharm J. 2018 Jan;26(1):64-70.

19.   Joshi A. Microparticulates for ophthalmic drug delivery. J Ocul Pharmacol. 1994 primavera;10(1):29-45.

20.   Vishal K, Mazumder R, Madhra M, Sistema Ocular de Administração de Medicamentos: Desafios e abordagens, Int J App Pharm, 12(5), 2020, 49-57

21.   Chaturvedi M, Kumar M, Pathak K. Uma revisão do polímero mucoadesivo utilizado no sistema de administração nasal de medicamentos. J Adv Pharm Technol Res. 2011;2(4):215-22.

22.   Parvathi M., Entrega intranasal de medicamentos ao cérebro: uma visão geral, IJRPC 2012, 2(3)

23.   El-Sherbiny IM, El-Baz NM, Yacoub MH. Inhaled nano- and microparticles for drug delivery. Glob Cardiol Sci Pract. 2015, 31;2015:2.

24.   Upadhyay RK. Sistemas de administração de medicamentos, proteção do SNC e a

barreira hematoencefálica. Biomed Res Int. 2014;2014:869269.

25. Henderson GC, Dhatariya K, Ford GC, Klaus KA, Basu R, Rizza RA, Jensen MD, Khosla S, O'Brien P, Nair KS. Maior síntese de proteínas musculares nas mulheres do que nos homens ao longo da vida e incapacidade da administração de androgénios para alterar as diminuições relacionadas com a idade. FASEB J. 2009;23(2):631-41.

26. Wu Q, Zhang D, Zhao Q, Liu L, He Z, Chen Y, Huang H, Hou Y, Yang X, Gu J. Efeitos da gestão transitória da saúde na adesão e no prognóstico de doentes idosos com enfarte agudo do miocárdio em intervenção coronária percutânea: A cluster randomized controlled trial. PLoS One. 2019,31;14(5)

27. Patel T, Zhou J, Piepmeier JM, Saltzman WM. Nanopartículas poliméricas para entrega de medicamentos ao sistema nervoso central. Adv Drug Deliv Rev. 2012,15;64(7):701-5.

28. Kas HS. Drug delivery to brain by microparticulate systems. Adv Exp Med Biol. 2004;553:221-30.

29. Dixit M, Kini AG, Kulkarni PK. Preparação e caraterização de micropartículas de piroxicam por secagem por pulverização e métodos de arrefecimento por pulverização. Res Pharm Sci. 2010;5(2):89-97.

30. Nykamp G, Carstensen U, Müller BW. Fresagem a jato - uma nova técnica para a preparação de micropartículas. Int J Pharm. 2002, 21;242(1-2):79-86.

31. Lętocha, A.; Miastkowska, M.; Sikora, E. Preparação e caraterísticas de micropartículas de alginato para aplicações alimentares, farmacêuticas e cosméticas. Polímeros 2022, 14, 3834.

32. Naz, F.F.; Shah, K.U.; Niazi, Z.R.; Zaman, M.; Lim, V.; Alfatama, M. Micropartículas poliméricas: Síntese, Caracterização e Avaliação In Vitro para Entrega Pulmonar de Rifampicina. Polímeros 2022, 14, 2491.

33. Mahaparale, P.R., Nikam, S.A., & Chavan, M.S. (2018). Desenvolvimento e avaliação de microesponjas poliméricas de cloridrato de terbinafina para administração tópica de medicamentos. Jornal Indiano de Ciências Farmacêuticas, 80, 1086-1092.

34. Nikam SA, Chaudhari SP. Biossíntese de Nanopartículas de Prata a partir de Extrato Polifenólico de Baliospermun solanifolium utilizando Design Composto Central. Investigação em Farmacognosia. 2022;14(4):405-411.

35. Nikam SA, Chaudhari SP, Lihare P, Otimização e avaliação de microesponjas de ornidazol carregadas em gel para atividade periodontal usando o design Box-Behnken, Latin American Journal of Pharmacy, 2023, 42(3)

36. Nikam, S., Chaudhari, S., Otimização de nanopartículas de chá preto sintetizado verde usando design composto central. Jornal Internacional de Investigação Farmacêutica, 2022, 13(1), 28-36.

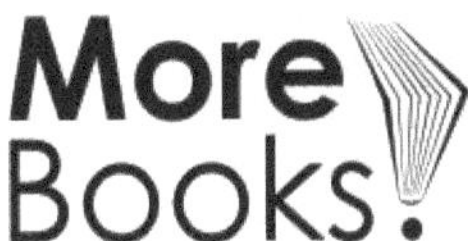

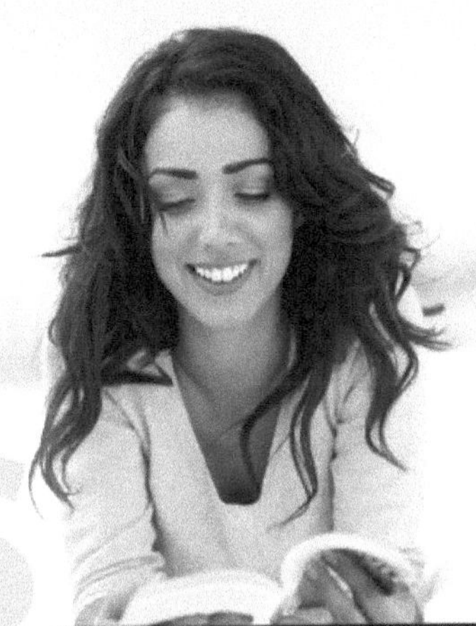

yes I want morebooks!

Buy your books fast and straightforward online - at one of world's fastest growing online book stores! Environmentally sound due to Print-on-Demand technologies.

Buy your books online at
www.morebooks.shop

Compre os seus livros mais rápido e diretamente na internet, em uma das livrarias on-line com o maior crescimento no mundo! Produção que protege o meio ambiente através das tecnologias de impressão sob demanda.

Compre os seus livros on-line em
www.morebooks.shop

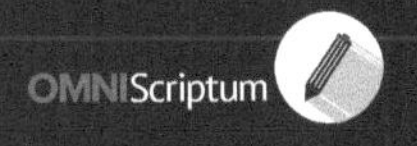

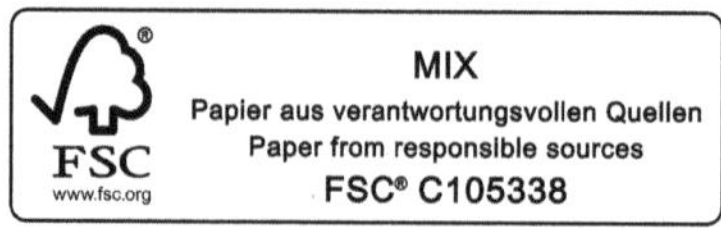
MIX
Papier aus verantwortungsvollen Quellen
Paper from responsible sources
FSC® C105338

Printed by Books on Demand GmbH, Norderstedt / Germany